Dʳ A. SICRE

Le

Lymphosarcome

chez les enfants

(Étude clinique et thérapeutique)

LYON. — IMP. A. REY

LE
LYMPHOSARCOME

CHEZ LES ENFANTS

ÉTUDE CLINIQUE ET THÉRAPEUTIQUE

LE
LYMPHOSARCOME
CHEZ LES ENFANTS

ÉTUDE CLINIQUE ET THÉRAPEUTIQUE

PAR

Le Dr Alphonse SICRE

LYON

A. REY & Cie, IMPRIMEURS-ÉDITEURS DE L'UNIVERSITÈ

4, RUE GENTIL, 4

1902

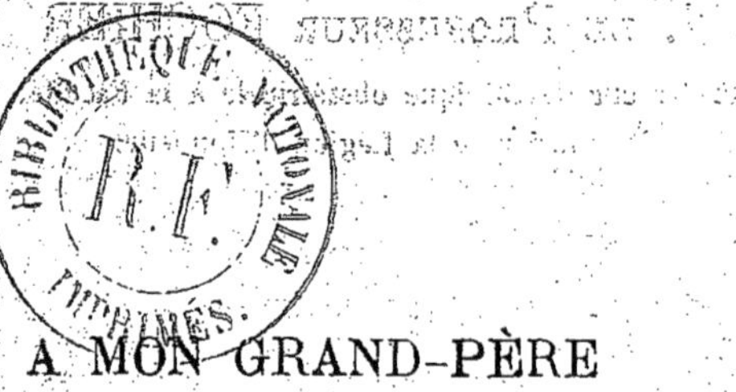

À MON GRAND-PÈRE

Témoignage de reconnaissance.

A mon Président de Thèse

M. LE PROFESSEUR FOCHIER

Professeur de Clinique obstétricale à la Faculté,
Chevalier de la Légion d'Honneur.

A M. LE PROFESSEUR–AGRÉGÉ NOVÉ-JOSSERAND

Chirurgien de la Charité.

A la fin de l'année 1901, époque où nous étions assidu à ses leçons cliniques de la Charité, M. le professeur agrégé Nové-Josserand voulut bien attirer notre attention sur la question du lymphosarcome chez les enfants.

L'absence de tout travail d'ensemble sur ce point de la clinique infantile nous a entraîné à tenter un essai clinique et thérapeutique de cette affection. C'est aux conseils bienveillants de notre maître que nous devons d'avoir mené à bout cette tâche ; c'est à lui qu'appartiennent toutes les idées originales que l'on pourra trouver dans cette étude. Aussi, en le remerciant bien respectueusement de son exquise amabilité à notre égard, nous le prions de vouloir bien n'accuser que notre inexpérience si nous avons quelquefois mal traduit ses pensées.

A M. le professeur Fochier nous adressons l'expression de notre respectueuse gratitude pour le grand honneur qu'il nous fait aujourd'hui en acceptant la présidence de cette thèse. Qu'il veuille bien surtout excuser la banalité de ces formules de remerciements, car nous voudrions mieux que des mots pour lui exprimer toute l'admiration qu'il nous a inspirée et graver le souvenir ineffaçable de la bienveillance avec laquelle il nous a accueilli.

INTRODUCTION

Des noms multiples et différents sont aujourd'hui employés pour désigner l'affection qui nous occupe. On l'a appelée tour à tour pseudo-leucémie, lymphadénie aleucémique, lymphome malin.

A ces dénominations, nous préférons celles de *lymphadénome et de lymphosarcome* que nous emploierons exclusivement et indistinctement, car ce sont les seules qui nous semblent donner de la maladie une idée assez exacte. Cependant nous utiliserons plus volontiers la dernière, car la première, quoique consacrée par l'usage, laisse supposer que l'affection qu'elle désigne est une tumeur à caractères bénins. Le mot de *lymphosarcome* laisse mieux pressentir au contraire la malignité de la maladie.

Ce ne sera pas une étude complète du lymphadénome en général que nous essaierons de faire : ce sera une étude clinique et thérapeutique du lymphosarcome chez l'enfant. Elle a pour but de montrer la fréquence relativement grande de cette maladie, d'en fixer la symptomatologie, de faire ressortir les difficultés de son diagnostic et de signaler l'opportunité, dans quelques cas rares, d'une intervention chirurgicale.

Nous laisserons donc volontairement de côté l'étiologie et l'anatomie pathologique qui élargiraient trop notre cadre.

Après avoir fait dans un premier chapitre un court aperçu historique, après avoir bien défini ce que l'on doit entendre par lymphadénome, nous consacrerons un deuxième chapitre à l'étude des formes cliniques de la maladie que l'on ne rencontre qu'exceptionnellement; ce sont : les formes congénitale, amygdalienne, rénale et osseuse. Pour les premières, nous relaterons une seule observation ; pour la forme osseuse, nous pourrons donner la symptomatologie et quelques courtes considérations sur le diagnostic.

Un chapitre spécial traitera du lymphadénome mésentéro-intestinal, forme plus commune. Les symptômes et le diagnostic y seront décrits d'après les observations que nous avons recueillies et dont nous publierons les plus importantes.

Dans un autre chapitre, également distinct, nous traiterons du lymphosarcome ganglionnaire, forme la plus commune de la maladie ; nous essaierons de fixer sa symptomalogie et son diagnostic précoce. Ce chapitre sera suivi de toutes les observations qui s'y rapportent.

Enfin, nous terminerons par quelques considérations sur le pronostic et le traitement, en insistant tout particulièrement sur l'intervention chirurgicale et sur ses indications que nous essayerons de poser et de discuter.

LE
LYMPHOSARCOME
CHEZ LES ENFANTS

ÉTUDE CLINIQUE ET THÉRAPEUTIQUE

CHAPITRE PREMIER

HISTORIQUE — DÉFINITION — GÉNÉRALITÉS

Historique.

La première description du lymphadénome de l'enfant est contemporaine de celle du lymphadénome de l'adulte.

Nous la trouvons dans l'observation n° II du mémoire publié par Hodgkin en 1832. Il s'agit d'un enfant de dix ans, porteur d'une tumeur de l'hypocondre gauche et d'une augmentation de volume des ganglions cervicaux à gauche, des ganglions thoraciques et des ganglions mésentériques. Dans la rate, à l'autopsie, on trouva de nombreux noyaux ressemblant à des ganglions lymphatiques hypertrophiés.

Une lacune existe dans cette observation : l'attention n'était pas encore attirée à cette époque sur les altérations du sang, et, nous pouvons dès lors nous demander si l'auteur anglais n'a pas voulu décrire, au lieu de la maladie qui porte aujourd'hui son nom, celle que nous nommons actuellement la leucocythémie.

En 1845, Virchow et Bennett décrivent chez l'adulte une hypertrophie ganglionnaire avec une augmentation progressive du nombre des globules blancs, hypergenèse leucocytaire à laquelle ils donnent comme cause l'hypertrophie de la rate, du foie et des ganglions lymphatiques.

Ce n'est qu'en 1855 que Isambert et Robin montrent que l'hypertrophie ganglionnaire peut exister sans leucocytose et, en 1856, Bonfils et Trousseau signalent un certain nombre de faits où les altérations de la rate et des ganglions observées par Virchow ne s'accompagnent d'aucune augmentation dans le nombre des globules blancs.

A cette époque, Friedrich publie une observation chez l'enfant.

La nécessité surgit de donner un nom à ces hypertrophies ganglionnaires sans leucocytose. Wunderlich les appelle lymphadénomes multiples ou pseudo-leucémie ; Trousseau les qualifie du nom d'adénies ; d'autres, uniquement préoccupés par la question historique, leur laissent le nom de maladie du Hodgkin.

Une différenciation aussi nette ne persiste pas longtemps et, comme par une sorte de réaction, les auteurs ne tardent pas à unifier sous le nom de diathèse lymphogène (Jaccoud) et de lymphadénie (Ranvier) ce qui avait été si bien différencié.

Durant toute cette période, la question du lymphadénome chez l'enfant reste dans l'ombre. Les nombreuses observations publiées appartiennent à l'adulte.

En 1871 seulement apparaissent deux cas observés chez l'enfant par Hüttenbrenner en Allemagne.

Vers cette époque (1867-1872), la question du lymphadénome, considérée jusque-là à un point de vue médical, entre dans une phase chirurgicale. L'histoire anatomo-pathologique de l'affection vient d'être édifiée par Virchow, Potain, Ollivier et Ranvier. Les descriptions que l'on publie d'hypertrophies ganglionnaires à formes circonscrites et localisées posent une nouvelle question, celle de la thérapeutique.

Les deux faits de Huttenbrenner sont deux exemples chez l'enfant de ces formes localisées.

Dans une séance de la Société de chirurgie, en 1872, Trélat, en insistant sur l'origine locale du lymphadénome, se demande si l'extirpation de la tumeur primitive ne pourrait pas empêcher la généralisation.

On constate, en effet, bientôt que des hypertrophies ganglionnaires semblables à celles qui étaient généralisées d'emblée pouvaient rester très longtemps localisées et donner prise à une intervention chirurgicale.

En 1877, la discussion de l'intervention est reprise à la Société de chirurgie et, en 1879, dans ses *Recherches cliniques sur le lymphadénome*, Daymard admet une forme bénigne de la maladie caractérisée par l'absence leucémie. Contrairement aux idées précédemment émises, le lymphadénome, pour cet auteur, est une affection primitivement locale, dont le pronostic ne devient grave que si la généralisation s'opère. Arrêter cette généralisation par une extirpation précoce, c'est le moyen thérapeutique le plus efficace que l'on puisse suivre.

Les observations véritablement sérieuses de lymphadénome de l'enfant datent, à proprement parler, de
cette deuxième phase du lymphadénome de l'adulte.

Aux faits de Huttenbrenner (1871) succèdent en
Allemagne ceux de Langhans (1872), de Schpelern
(1872), de Viniwarter (1875) et de Steiner (1880);
Brauneck en 1889 et Czerny, en 1891, ajoutent à ces
publications deux cas nouveaux.

En Angleterre, Oxley (1876), Lawson (1880), Wright
(1888), Baines et Griffith (1890), attirent l'attention
sur le lymphosarcome de l'enfant et publient quelques
observations. Dans le fait de Lawson, nous trouvons
une application de l'intervention chirurgicale couronnée
de succès.

En Russie, le lymphadénome des enfants paraît
n'avoir pas été observé. Kisel est le premier, en 1894,
qui signale l'affection.

En France, nous trouvons dans l'histoire du lymphadénome les noms de Ranvier (1866), Demange
(1874), Gilly (1886), Périer (1884), Luzet (1891).

Avec MM. Roux et Lannois, en 1890, la question
du lymphadénome infantile entre dans une phase bac-
tériologique. Le cas d'adénie que publient ces auteurs
est dû pour eux au staphylocoque pyogène doré. C'est
à cette époque, en effet, que, sous l'influence des idées
de M. Bard, Guillermet publie sa thèse sur la nature
infectieuse de l'adénie.

Enfin, en 1899, M. Rochet produit deux cas de lymphadénome où l'injection de cultures de staphylocoque
faite dans la tumeur, amena dans un des cas la guérison. Une idée nouvelle naissait de ce fait sur la thé-

rapeutique de la maladie. La suppuration spontanée ou provoquée, disait M. Rochet, était capable d'amener la résolution des tumeurs lymphadénomateuses.

La question du lymphadénome chez l'enfant est donc aujourd'hui médicale et chirurgicale. L'historique nous montre qu'elle a suivi pas à pas les diverses phases à travers lesquelles son étude est passée chez l'adulte.

Définition. — Généralités.

Des définitions très nombreuses ont été données sur le lymphadénome, ne différant entre elles que par le point de vue anatomique ou clinique auquel se sont placés les divers auteurs.

La définition que nous allons donner sera à la fois anatomique et clinique ; elle nous est indispensable pour éviter les erreurs qui ont été si souvent commises dans l'étude du lymphadénome. Elle nous permettra de ne ranger sous cette dénomination que les tumeurs lymphoïdes non accompagnées d'altération du sang au début de leur évolution ; elle nous fera éliminer enfin toutes les autres hypertrophies ganglionnairas qui présentent au début une hypergenèse considérable des globules blancs, ces affections qui sont aujourd'hui décrites sous les noms de lymphadénie leucémique ou de leucocythémie.

« Nous dirons donc avec M. Quénu que le lymphadénome est une tumeur composée de tissu adénoïde. Nous dirons qu'il se développe de préférence dans les organes qui sont à l'état normal constitués par ce tissu, tels que les ganglions lymphatiques, les follicules clos, la rate, le chorion de certaines muqueuses, etc... ; mais qu'on le rencontre aussi dans les organes qui en sont accessoirement pourvus ou qui en manquent comme les os, la peau, etc....

« Le lymphadénome se comporte comme les tumeurs malignes : il a les plus grandes tendances à se généraliser.

« La généralisation se fait à la fois du côté des ganglions et des viscères. »

Enfin, il altère le sang en produisant une augmentation plus ou moins considérable du nombre des globules blancs.

Le lymphadénome se rencontre chez l'enfant avec une fréquence un peu moins grande que chez l'adulte.

Langhans, sur 21 cas, en trouve 8 entre cinq et dix ans ; 4 entre dix et vingt ans.

Pour Winiwarter, c'est une affection que l'on trouve assez fréquemment entre cinq et douze ans, mais qui semble rare, au contraire, chez les enfants plus jeunes.

Sur 32 cas, dont l'âge était indiqué, Schulz en trouva 8 au-dessous de dix ans.

Enfin Riess, parmi 100 faits, en cite 10 au-dessous de dix ans.

En somme, le lymphadénome se trouve le plus souvent chez les enfants âgés de cinq à douze ans. Nous en verrons cependant quelques cas chez le nourrisson et dans la première enfance ; nous en trouvons aussi au-dessus de dix ans. La fréquence de cette maladie paraît être à peu près égale dans les deux sexes.

Il règne dans l'étude du lymphadénome, chez l'enfant comme chez l'adulte, une confusion clinique que les données histologiques ou étiologiques n'ont pas encore résolue.

Les distinctions anatomiques entre le lymphadénome et le lymphosarcome sont plus schématiques que réelles : elles ne s'adaptent pas, du moins, aux cas cliniques observés.

De même, malgré les nombreuses recherches récentes, l'origine infectieuse des tumeurs lymphadéniques n'est pas encore prouvée d'une façon indiscutable.

Peut-être le lymphadénome a-t-il des origines multiples, variables avec les diverses portes d'entrée de l'infection ; peut-être y a-t-il des lymphadénies et non une lymphadénie unique ? C'est là une question encore insoluble.

Impuisssants à éclairer cette confusion, nous la laisserons donc persister, nous bornant uniquement à décrire dans le lymphadénome diverses formes auxquelles nous donnerons le nom de leur siège anatomique.

Cette maladie se présente chez l'enfant sous divers types cliniques, les uns rares : ce sont ceux que nous décrirons tout d'abord ; d'autres plus fréquents et c'est à eux que nous donnerons la place la plus importante dans notre étude.

Nous relaterons un cas de lymphadénome chez le nouveau-né qui semble justifier l'existence d'une forme congénitale de la maladie ; nous donnerons de même un cas de lymphadénome amydgalien et de lymphadénome rénal ; nous décrirons le lymphadénome osseux. Enfin nous laisserons volontairement hors de notre cadre la forme cutanée.

Ce sont là les formes rares du lymphadénome.

Les lymphadénomes mésentéro-intestinal et ganglionnaire sont au contraire d'une observation un peu plus fréquente.

Nous en ferons, par conséquent, une étude clinique plus complète, mais nous insisterons plus particulièrement sur la forme ganglionnaire, car son diagnostic précoce permet, comme nous le verrons plus tard, de tenter un traitement radical.

CHAPITRE II

FORMES CLINIQUES RARES DU LYMPHADÉNOME

Lymphadénome congénital. — Les faits de tumeur lymphadénique recueillis chez le nouveau-né sont d'une observation extrêmement rare.

Dans son article du *Traité de médecine*, Parmentier signale l'existence du lymphadénome congénital en citant les cas observés par Siéfart, Jaksh et Sanger.

Un nouveau fait vient de s'ajouter à ceux ci : c'est celui que nous empruntons à MM. Bonnaire et Decloux et que nous résumons.

Il a trait à un enfant du sexe masculin, venu au monde le 13 février 1900 à la suite d'un accouchement normal. Cet enfant du poids de 1700 grammes présen - tait l'habitus de la syphilis congénitale.

Développement énorme de l'abdomen contrastant avec l'émaciation relative du tronc et de la tête. Peau blanche et blafarde. Membres inférieurs notablement œdématiés.

A l'examen de l'abdomen, résonance hydro-aéri- que, fluctuation manifeste, existence d'une ascite. Foie volumineux, régulier de forme, dont le bord antérieur semble effleurer le bassin. La palpation profonde de l'hypocondre gauche seul accessible montre l'existence d'une tumeur très volumineuse à grand axe vertical, assez régulière, à consistance très ferme et uniforme.

Cette tumeur offre tous les caractère d'une rate syphilitique très hypertrophiée.

Le diagnostic de syphilis congénitale, le seul qui paraisse pouvoir être porté, explique l'œdème des membres inférieurs par la compression qu'exerce le foie hypertrophié sur la veine cave inférieure.

Antécédents héréditaires de l'enfant ne permettent pas de considérer la tare syphilitique comme probable.

Le diagnostic se confirme le 3 mars par l'apparition aux pieds et aux jambes d'une éruption de pemphigus.

Cachexie continue malgré le gavage et le séjour dans la couveuse.

Le 6 mars, phénomènes de cyanose au niveau du visage et des extrémités. Respiration courte, irrégulière, superficielle. Température rectale, 37°2. Râles crépitants fins disséminés en foyer sur toute la hauteur des poumons en avant et en arrière.

Malgré tous les moyens thérapeutiques, la cyanose augmente, la respiration s'embarrasse de plus en plus et, le 8 mars, l'enfant meurt après avoir eu, quelques instants avant la mort, un maximum thermique de 38°2.

L'autopsie longuement détaillée, que nous résumons, a montré l'existence de petits noyaux sur les plèvres pariétale et viscérale, sur le péritoine, le mésentère et les épiploons, à la face interne de l'estomac, dans sa partie postérieure, dans la portion terminale du jéjunum et de l'iléon.

Ces noyaux sur le gros intestin deviennent, par places, confluents de façon à déterminer des pseudo-rétrécissements.

Le foie est parsemé à sa surface extérieure des mêmes granulations blanc jaunâtre. A la coupe, il est criblé de petits nodules. Rate normale. Pancréas volumineux, rouge et congestionné.

La tumeur volumineuse perçue à la palpation dans le flanc gauche est constituée par la capsule surrénale de ce côté qui est quadruplée de volume, rougeâtre à la coupe et présentant une masse pulpeuse, molle et hémorragique, occupant toute la portion médullaire de l'organe.

La capsule surrénale droite est aussi hypertrophiée et présente des lésions identiques.

Reins normaux.

L'examen microscopique des fragments des divers organes atteints a permis de reconnaître qu'il s'agissait de tumeurs lymphadéniques généralisées.

Lymphadénome amygdalien. — Au nombre des formes rares de lymphadénome, nous devons ajouter le cas suivant publié en décembre 1901[1] par MM. Albert Josias et Tollemer.

C'était une fillette, âgée de neuf ans, entrée le 5 février 1900 à l'hôpital Trousseau.

Mère bien portante, père mort de maladie inconnue.

Née à terme, élevée au sein ; a marché à un an. Rou-

---

[1] *Presse médicale* déc. 1901. Lymphome malin généralisé à début amygdalien.

geole à dix-huit mois. Coqueluche à quatre ans. Le
18 janvier, angine de nature streptococcique guérie
rapidement. Le 5 février, retour de l'enfant avec une
énorme amygdalite phlegmoneuse, ulcération grisâtre
et dépôt pultacé sur l'amygdale. Ganglion rétro-
angulo-maxillaire gros et dur. Malgré divers traitements l'amygdale grossit.

Au pli inguinal gauche, petite tumeur intra-dermi-
que. Ganglions durs et volumineux dans les deux
régions inguinales. Ganglions cervicaux sensibles à la
palpation mais non hypertrophiés. Respiration obs-
cure au sommet gauche.

Le mercure et l'iodure ne donnant aucun résultat, on
pose le diagnostic de lymphadénome de l'amygdale.

Extirpation de la tumeur cutanée abdominale dont
l'examen confirme le diagnostic. A partir de ce moment, grossissement progressif de la tumeur, accroissement de volume des ganglions axillaires et sous-
maxillaires. Cachexie progressive et amaigrissement
rapide malgré une alimentation très abondante. Dyspnée énorme. Mort le 22 mars sans accès de suffocation.

Durée de la maladie : deux mois environ.

L'autopsie longuement détaillée par les auteurs et
que nous résumons, ainsi que l'examen histologique
de la tumeur amygdalienne, des divers ganglions, de la
rate, de la moelle osseuse, du foie, des reins, de la
peau montra qu'il s'agissait bien d'une lymphadénie
aleucémique.

Il n'y avait pas en effet de leucémie, c'est-à-dire
d'augmentation du nombre absolu des globules blancs

du sang. On y trouvait des mononucléaires moyens ;
la non constatation ou du moins l'extrême rareté des
éosinophiles prouvait l'absence d'infection secondaire :
aucune forme microbienne ne put d'ailleurs être recon-
nue sur les diverses coupes.

Telle est la seule observation que nous avons trouvée
de lymphadénome amygdalien chez l'enfant. Elle est
tout à fait typique pour justifier l'existence clinique
bien distincte de cette forme rare du lymphadénome.

Lymphadénome rénal. — Le lymphadénome
rénal paraît exister chez l'enfant, mais bien exceptionnellement sans doute puisqu'il n'en existe qu'un seul
cas dû à M. Louis [1].

Ce médecin présenta en 1889, à la Société anatomique des pièces provenant d'un enfant de dix-sep
mois, mort dans le service de M. le professeur Lanne-
longue avec une tumeur abdominale énorme, immobile
et fluctuante, dans laquelle toutefois deux ponctions
avaient été blanches.

Les urines du petit malade n'avaient jamais présenté
de caractère anormal.

On avait trouvé à l'examen du sang, un peu de leucocytose. « A l'autopsie, M. Louis vit une tumeur ayant
détruit tout le rein droit et la moitié environ du rein
gauche. Tous les autres viscères étaient sains. »

« L'examen histologique démontra qu'il s'agissait
d'un lymphadénome. »

Lymphadénome osseux. — La forme osseuse du

[1] *Bulletin médical*, 1889.

lymphadénome fut décrite par Ranvier en 1866 sur l'observation d'une enfant de dix ans.

La petite malade présentait dans la fosse iliaque droite une tumeur volumineuse adhérente à l'os coxal. La maladie évolua d'une façon extrêmement rapide et l'examen microscopique d'un fragment de la tumeur, pratiqué par M. Ranvier, montra qu'elle était constituée par du tissu adénoïde : c'était un lymphadénome.

Léopold Périer en 1884 ; dans un nouveau travail sur cette question, n'a pu ajouter à l'observation de Ranvier qu'un seul cas, observé également chez l'enfant. C'était une fillette de douze ans, à antécédents héréditaires tuberculeux, qui présentait une tumeur du maxillaire supérieur ressemblant en tous points à un ostéosarcome, si bien que l'examen du sang ne fut point pratiqué. La malade, opérée par une résection partielle du maxillaire supérieur, succomba à une hémorragie en nappe extrêmement abondante qui survint le lendemain de l'opération.

L'autopsie, quoique incomplète, permit de constater l'absence de toute tumeur analogue dans les organes splanchniques.

Du sang recueilli a l'autopsie et examiné séance tenante, montra une proportion considérable de globules blancs.

A l'examen histologique de la tumeur on reconnut qu'on avait affaire à un lymphadénome osseux.

Depuis 1884, les travaux sur le lymphadénome des os n'ont apporté aucune observation relative à l'enfance.

Symptômes. — La symptomatologie du type myélogène reste donc telle qu'elle fut faite par Périer et c'est à lui que nous l'emprunterons.

Ce sont des tumeurs qui ne présentent ni douleur spontanée, ni douleur provoquée.

Elles peuvent donner lieu à des symptômes fonctionnels variables, d'après leur localisation (dans l'observation de M. Ranvier, la petite malade éprouvait de la difficulté à marcher).

L'affection est caractérisée, surtout au point de vue fonctionnel, par un affaiblissement progressif, sans amaigrissement extrême, car les malades paraissent conserver l'appétit jusqu'à la période ultime.

Au point de vue objectif, ce sont des tumeurs uniformément dures, fortement adhérentes à l'os, ne présentant ni souffle, ni battements. Les organes, immédiatements voisins, peuvent être envahis par l'accroissement de la tumeur, mais il ne paraît point s'opérer de généralisation. La mort, dans les cas observés, semble être survenue par l'altération du sang, par l'augmentation considérable de la proportion des leucocytes.

Diagnostic. — Peu de caractères cliniques précis différencient le lymphadénome des autres tumeurs osseuses. Néanmoins, la marche très rapide de l'affection, l'absence de douleurs et la leucocytose sont d'excellents moyens de différenciation avec l'ostéosarcome, seule tumeur que l'on soit exposé à trouver chez l'enfant.

CHAPITRE III

FORMES CLINIQUES PLUS FRÉQUENTES DU LYMPHADÉNOME

Lymphadénome mésentéro-intestinal

Le lymphadénome mésentéro-intestinal est d'une observation un peu plus commune que les formes précédentes.

Il a été magistralement décrit en 1886, par Gilly, dans sa thèse inaugurale.

Des trois formes anatomiques (folliculo-hypertrophique, hyperplasique, diffuse et néoplasique) qu'il a rencontrées chez l'adulte, une seule, la forme néoplasique, existe chez l'enfant.

Symptômes. — La symptomatologie de la lymphadénie intestinale est difficile à préciser pour des raisons diverses. Les observations sont tout d'abord peu nombreuses (*in* th., Gilly, et 2 récentes); elles se bornent, pour la plupart, au rapport nécropsique, la nature de l'affection n'ayant pas même été soupçonnée dans la vie. Les signes en sont banals, aucun d'eux ne peut avoir une valeur pathognomonique incontestable, leur réunion même n'est pas suffisamment caractéristique pour assurer un diagnostic exact.

La lymphadénie mésentéro-intestinale, d'après Gilly, peut se développer dans toutes les périodes de l'enfance, mais on n'en trouve cependant aucun exemple dans le cours de la première année. Le plus jeune malade est celui de Rotha : il avait dix-neuf mois.

« C'est l'intumescence du ventre qui attire, tout d'abord, l'attention des parents. Le ventre grossit sans douleurs, sans coliques, sans diarrhée. » Puis la santé générale s'altère et l'amaigrissement se prononce, amenant un contraste frappant entre l'émaciation générale et le développement exagéré de l'abdomen. Ce fait est bien noté dans les observations I, II et VI, que nous donnons à la suite de notre description.

Le médecin, consulté, constate facilement l'existence d'une tumeur, dont le siège varie avec la portion de l'intestin qui est en cause ; c'est la fosse iliaque droite (Picot-Rendu), le milieu du ventre (Arnolt), l'hypocondre droit (Bourdillat), la région ombilicale ou hypogastrique qu'occupe la tumeur. Quelquefois même (obs. V), presque toute la cavité abdominale est occupée par la tumeur.

La palpation permet d'évaluer approximativement son volume qui peut atteindre celui d'une tête d'enfant. Sa consistance est dure et ferme. Ses limites sont le plus souvent difficiles à déterminer ; sa mobilité est nulle.

On sent çà et là des froissements, de la crépitation neigeuse qui révèlent la péritonite chronique ; dans quelques cas, de la fluctuation à la partie inférieure de l'abdomen ; ou bien encore, dans une autre région quelconque, par exemple, en avant et à droite, comme dans le cas V. Ce signe est dû à l'ascite concomitante.

La percussion donne de la matité sur toute l'étendue de la tumeur.

Alors d'autres symptômes apparaissent. On voit presque toujours les veines se dessiner sur la paroi abdominale. La respiration se gêne par le refoulement en haut des viscères et aussi par un œdème des bases ou un épanchement pleural, comme nous le voyons dans l'observation I. Le plus souvent, c'est un œdème des membres inférieurs qui apparaît (obs. V), il s'installe progressivement et remonte jusqu'aux bourses.

« L'appétit se perd ; d'autres fois, au contraire, il se conserve : le malade de Bourdillat avait de la boulimie. »

Parfois, renvois et malaises après les repas (obs. IV) ou vomissements bilieux (I et II). « Quary Silcock aurait observé des signes d'occlusion intestinale, mais ce cas n'est pas suffisamment précis. » On peut avoir quelquefois (obs. VI) des alternatives de constipation et de diarrhée.

La fièvre est fréquente ; elle ne s'établit en permanence que dans la dernière période, ou bien elle se présente sous forme d'accès d'une durée de quelques jours. Elle ne dépassait pas 39 degrés chez le malade de M. Nové-Josserand.

L'examen du sang ne donne pas une augmentation bien sensible de la proportion des leucocytes.

En résumé, la forme néoplasique du lymphadénome intestinal existe seule chez l'enfant : ses symptômes sont ceux des tumeurs abdominales banales et de la péritonite chronique avec augmentation du nombre des

leucocytes dans une période avancée de la maladie.
L'envahissement de l'appareil ganglionnaire, à distance,
a lieu tardivement. La mort survient par la généralisation de la tumeur : elle a lieu dans une cachexie
progressive.

A cette description du lymphadénome intestinal pur
nous en joindrons un autre qui lui est à peu près identique, mais qui s'en distingue par le siège anatomique
différent de la tumeur primitive.

Les observations V et VI en sont des types tout à fait
nets.

C'étaient, dans les deux cas, des petits malades présentant des tumeurs plus ou moins volumineuses dans
l'abdomen, avec hypertrophie de la rate et du foie.

La tumeur prise par MM. Rist et Bensaude pour la
rate hypertrophiée était constituée au contraire, en
partie par la rate, mais dans sa plus grande partie par
la masse considérable des ganglions mésentériques.

Le malade de M. Nové-Josserand présentait un
envahissement de l'abdomen à peu près total, sauf
cependant en haut et à droite : ce petit malade semblait très nettement atteint de péritonite tuberculeuse.

L'autopsie, dans le premier cas, une laparotomie
dans le second, permirent de constater que la tumeur
relevait des ganglions mésentériques.

Le reste de la symptomatologie de cette forme du
lymphadénome, à part son siège anatomique particulier, est exactement identique à celle dont la localisation primitive paraît se faire sur l'intestin.

Les affections abdominales de l'enfance étant fort

peu variées, le lymphadénome mésentéro-intestinal ne peut être confondu qu'avec la tuberculose péritonéale.

Dans la plupart des observations que nous avons examinées, le diagnostic porté a été celui de péritonite tuberculeuse et rien n'est moins étonnant, comme le dit Gilly, si l'on songe que la péritonite chronique accompagne le plus souvent le lymphadénome mésentéro-intestinal de l'enfant.

On observe dans la péritonite tuberculeuse comme dans le lymphadénome, le ballonnement du ventre, le développement du réseau veineux superficiel, des froissements et la crépitation. L'existence d'une tumeur abdominale considérable à limites bien nettes pourrait faire pencher en faveur du lymphadénome, surtout si l'on trouve une hypertrophie ganglionnaire extérieure

En fait, nous devons reconnaître que « le diagnostic offre les plus grandes difficultés. On peut même dire qu'il n'a jamais été fait et que le lymphadénome intestinal a été pris le plus souvent pour une péritonite tuberculeuse, quelquefois même pour la fièvre typhoide ».

OBSERVATION I (résumée).

(Demange, thèse de Paris, 1874.)

Lymphadénie intestinale. — Forme néoplasique.

G.. (Alphonse), onze ans; salle Saint-Louis, n° 20 (service de M. Rendu), 15 avril 1872.

Mère morte tuberculeuse; huit frères et sœurs morts de maladies inconnues.

Depuis quinze ans, cet enfant se plaint de tympanite abdominale ; il souffre du ventre, a maigri ; depuis la veille, il a des vomissements bilieux.

A son entrée, on constate l'état suivant : pommettes rouges, pouls petit, fréquent. Ce qui frappe, c'est le volume exagéré du ventre dont la forme est irrégulière ; il existe une saillie très notable au niveau de l'hypocondre gauche au dessous des fausses côtes. On perçoit à ce niveau une tumeur volumineuse, de la grosseur du poing, facile à circonscrire, peu douloureuse.

Il n'y a pas de signes évidents d'ascite, mais la sonorité et la matité se répartissent également.

Respiration fréquente ; développement des veines de l'épigastre.

Diagnostic. — Péritonite tuberculeuse.

16 avril. — La tympanite augmente ; tumeur plus diffuse.

24 avril. — Cécité complète et subite.

25 avril. — Double épanchement pleural, tympanite excessive ; pouls à 150.

26 avril. — Mort.

Autopsie. — Liquide séro-purulent dans l'abdomen. Péritoine soudé à la tumeur qui a envahi l'appendice, le cæcum et l'intestin grêle. La tumeur occupe toute la masse du mésentère et le paquet des ganglions mésentériques ; elle a le volume de deux poings et se continue avec l'extrémité du cæcum et de l'appendice.

Elle donne peu de suc à la pression.

Noyaux de généralisation dans les reins et sur les plèvres. La cécité doit être attribuée à une obstruction des vaisseaux rétiniens par les globules blancs (les vaisseaux en sont remplis).

Le microscope révèle dans la tumeur le tissu réticulé et des cellules lymphatiques.

OBSERVATION II (résumée).

(Picot, thèse de Demange, Paris, 1874.)

Lymphadénie intestinale, forme néoplasique.

M. . (Charles), douze ans, entré le 10 juin à l'Hôpital des enfants malades, salle Saint-Jean.

L'enfant a commencé à maigrir depuis deux mois ; il souffre depuis trois semaines ; depuis huit jours, il n'a pas quitté le lit et a remarqué que ses bourses enflaient.

A son entrée, on constate une tumeur dans la région iliaque droite, mate à la percussion, non mobile, paraissant adhérer à la paroi abdominale et indépendante du foie. Le ventre est distendu par des gaz ; les veines abdominales superficielles sont dilatées.

Rien d'anormal au poumon, sauf respiration un peu soufflante.

Pas de signes de tuberculose ; vomissements bilieux.

L'enfant n'a pas de fièvre.

11 avril. — Ponction abdominale donne issue à 1 litre de liquide purulent.

13 août. — Vomissements depuis la veille ; mort à 4 heures.

Autopsie. — Reins et foie normaux.

La tumeur examinée par M. Rendu est un lymphadénome s'étendant à la valvule iléo-cæcale et infiltrant également la paroi abdominale. Même tissu morbide à la partie supérieure du dia-phragme et dans les ganglions bronchiques.

OBSERVATION III (résumée).

(Arnott, *Trans. of the pathologie Soc.*, t. XXV, thèse Gilly, Paris, 1886.)

Lymphadénie intestinale, forme néoplasique. — Lymphadénome du côlon et des ganglions.

W., B., enfant de quatre ans et trois mois, est amené par sa mère, le 14 juin 1873, à l'hôpital Saint-Thomas.

Le matin même, sa mère avait constaté du gonflement du ventre et de la région épigastrique ; depuis quelque temps, l'enfant avait moins d'appétit et portait quelquefois la main à l'estomac comme s'il souffrait.

En l'examinant, on sent une rénitence au centre de l'abdomen, de la résistance et de la matité sur une étendue de la grandeur d'une orange verticalement plus étendue que transversalement.

On aurait pu prendre ce cas pour un amas fécal ou le début d'une tuberculose mésentérique ; mais on constata dans la peau du ventre, près de l'ombilic, un petit nodule, gros comme un petit pois, ressemblant à un nodule sarcomateux. J'arrivai, d'après l'âge du malade, à conclure à un sarcome de l'épiploon.

Peu à peu le ventre grossit et la tumeur arriva à en remplir la plus grande partie. L'enfant paraissait conserver un bon état général. Dans les derniers jours, l'abdomen se développa beaucoup, les veines se dessinaient sur sa paroi et le testicule droit se tuméfia.

Il tomba dans le collapsus et mourut le 22 juillet 1873.

A l'autopsie, on trouva une volumineuse tumeur occupant une partie de l'épiploon, le côlon transverse et quelques ganglions mésentériques. En ouvrant l'intestin, on vit une large ulcération faire communiquer sa cavité avec le centre de la tumeur.

La tumeur était très molle, blanche, opaque, d'aspect encéphaloïde, donnant beaucoup de suc. Les ganglions mésentériques étaient ramollis. Chaque rein contenait deux ou trois nodules de même aspect ; le foie en contenait un.

L'examen histologique fait par le Dr Brighton montra que la tumeur était formée par un tissu lymphoïde ; sur l'intestin, ce tissu occupait la couche sous-muqueuse ; au niveau du point ulcéré, l'on voyait les fibres musculaires mises à nu sur le bord de la perte de substance.

Brigton conclut de son examen que le point de départ de la tumeur a eu lieu dans la couche lymphoïde de l'intestin ; de là, elle a envahi les ganglions et l'épiploon.

Arnott croit, au contraire, à l'altération primitive de l'épiploon et secondaire de l'intestin.

OBSERVATION IV (résumée).

(Taylor, *Trans. of the Pathol. Society*, t. XXVIII ;
Thèse Gilly, Paris, 1886.)

*Lymphadénie intestinale : forme néoplasique.
Lymphome de l'intestin grêle.*

Edouard C,.., six ans, entré à Evelina hospital le 25 juillet
1876. Il est pâle, maigre ; le ventre est distendu surtout à droite
et en bas. Les régions ombilicale, hypogastrique et iliaque du
côté droit sont occupées par une masse large, inégale dure, distincte du foie. La palpation, sur le côté gauche du ventre, révèle la présence d'une masse dure, de volume moindre.

Distension de la région splénique. Le bord du foie est normal ; les poumons et le cœur sont sains ; cependant il y a un peu
d'œdème des bases.

L'enfant est entré à l'hôpital, en 1872, pour une fièvre
typhoïde. Depuis Noël 1875, il a maigri et, pendant ces derniers
mois, le ventre a grossi. Renvois et malaises après les repas.

10 avril. — Enfant plus faible, plus maigre, plus pâle.

La tumeur augmente. Douleur à l'estomac. Deux selles liqui-
des. Depuis ce moment jusqu'à la mort (5 septembre) douleurs
et diarrhée.

Autopsie. — A l'ouverture du ventre, il s'écoule une demi-
pinte de sérosité claire. Le côté droit est occupé par une masse
dure, inégale, qui s'étend jusqu'à la région médiane. Elle est
adhérente à la paroi abdominale en avant et passe en avant du
côlon auquel elle est unie par quelques adhérences.

Elle est distincte du foie et des reins qui sont sains.

L'épiploon est rejeté à gauche.

La tumeur a 6 à 7 pouces transversalement et 2 pouces
d'épaisseur. Sa portion droite contient et entoure une portion de
l'intestin grêle. Sa portion gauche est formée par le mésentère
épaissi et des ganglions hypertrophiés.

Sur l'intestin ouvert, on voit la muqueuse altérée au niveau de la tumeur ; les parois sont épaissies.

Au niveau de la tumeur existe dans l'intestin un orifice contenant une masse bourbeuse et résultant d'une ulcération intestinale.

L'examen histologique a montré que la tumeur est un lymphadénome composé de cellules rondes contenues dans un fin réticulum.

OBSERVATION V (inédite).

(Due à l'obligeance de M. le professeur agrégé Nové-Josserand).

Enfant de huit ans environ, vu au mois de juin 1900. Il était malade depuis près de deux ans.

Son affection avait débuté par l'apparition d'une tumeur dans la région splénique. Peu à peu, en se développant, cette tumeur avait envahi tout le ventre, tandis que l'enfant atteint de diarrhée fréquente se cachectisait de plus en plus. Il avait, en outre, fréquemment des accès de fièvre qui ne dépassait généralement pas 39 degrés et durait quelques jours.

A l'examen, on trouvait l'enfant très amaigri, arrivé à un degré très avancé de cachexie.

Le ventre, par contre, très volumineux, faisait contraste avec la maigreur extrême du reste du corps. Il était uniformément augmenté de volume ; la peau, distendue, lisse, laissait voir par transparence une dilatation importante des veines sous-cutanées.

Au palper, on sentait des masses dures, bosselées, irrégulières, remplissant toute la cavité abdominale, sauf en avant et à droite où on trouvait les signes très nets d'un épanchement ascitique d'ailleurs peu considérable. L'aspect était absolument celui d'une péritonite tuberculeuse avancée dans son évolution et ce diagnostic fut posé avec des réserves justifiées toutefois par le début qui paraissait un peu anormal et par la consistance assez dure des masses.

Une laparotomie fut acceptée par les parents, Elle fit évacuer

— 34 —

une certaine quantité de liquide clair ; puis on put explorer les masses bosselées qui furent facilement reconnues pour être constituées par les ganglions mésentériques énormément augmentés de volume.

L'intervention n'apporta aucun changement dans l'état de l'enfant qui succomba, au bout de deux mois, aux progrès de la cachexie, après avoir présenté dans les dernières semaines un œdème assez accentué des bourses et des membres inférieurs.

ORSERVATION VI

(Rist et Bensaude, *Bulletin Société Anat.*, Paris, 1896, n° 1
et *Bulletin Médical*, 1996.)

Le début de la maladie et l'histoire pathologique de l'enfant sont demeurés inconnus.

A son entrée à l'hôpital, le 28 décembre 1895, il offrait les signes d'une anémie profonde : la maigreur générale contrastant avec le développement exagéré du ventre. La palpation permettait de sentir et de saisir entre les doigts une rate énorme, occupant toute la moitié gauche de l'abdomen.

Le foie était, lui aussi, fort augmenté de volume.

Les groupes ganglionnaires extérieurs, au cou, aux aisselles, semblaient indemnes ; on n'observait pas les signes de l'adénopathie trachéo-bronchique.

L'anémie, la faiblesse, l'amaigrissement allèrent en s'accentuant. L'appétit, conservé au début, se supprima bientôt et, après avoir présenté alternativement de la constipation et de la diarrhée l'enfant, profondément cachectisé, succomba le 11 janvier 1896 avec les signes d'une bronchite aiguë terminale.

L'examen du sang pratiqué le 7 janvier a donné les résultats suivants :

   Globules rouges . . . . 3.348.000 par mmc.
   Globules blancs . . . . 4.340   —

Autopsie. — La rate très hypertrophiée, porte à sa surface les traces d'une périsplénite légère sous forme de lacunes blanchâtres répandues sur la face externe. Le foie pèse 63o grammes.

La lésion la plus frappante consiste dans l'hypertrophie considérable des ganglions mésentériques qui forment des chapelets volumineux. L'intestin grêle est criblé dans toute son étendue de follicules clos hypertrophiés faisant saillie sous la muqueuse dont le volume atteint, en général, celui d'une lentille.

Dans le gros intestitin, la psorentérie est plus accusée encore que dans l'intestin grêle.

Il n'y a pas trace d'ulcération sur l'intestin grêle ni sur le gros intestin. Il s'agit ici d'une lymphadénie.

Mais quelle variété ? L'anémie infantile pseudo-leucémique de Luzet et von Jacksch atteint surtout les nourrissons ; on n'y rencontre qu'exceptionnellement des lésions ganglionnaires et jamais de lésions intestinales. Il s'agit plutôt d'une lymphadénie aleucémique ; l'intensité et l'étendue des lésions intestinales et mésentériques, l'absence d'ulcérations semblent autoriser à considérer les lésions des autres organes (foie, rate, etc.) comme secondaires.

CHAPITRE IV

FORMES CLINIQUES PLUS FRÉQUENTES
DU LYMPHADÉNOME

Lymphadénome ganglionnaire.

Les ganglions sont véritablement le siège de prédilection du lymphadénome.

Ils sont atteints de deux manières différentes : la maladie débute tantôt par un petit groupe ganglionnaire seul, le groupe cervical presque toujours. On lui a donné dans ce cas le nom de lymphadénome ganglionnaire partiel ou localisé.

Quelquefois, au contraire, tout le système ganglionnaire se montre atteint presque simultanément : c'est alors la forme ganglionnaire généralisée.

Symptômes. — Dans sa forme localisée le lymphadénome peut débuter dans n'importe quelle région du corps : dans l'aine, l'aisselle, peut-être même dans les ganglions viscéraux du mésentère et du médiastin. Cette dernière origine est très probalement douteuse : elle tient sans doute à un lymphadénome intestinal déjà existant qui n'avait pas été reconnu.

La région envahie le plus souvent est la région cervicale. Dans toutes les observations que nous publions à la suite de cette description, la tumeur primitive siège au cou. L'affection débute par le ganglion rétro-angulo-maxillaire (obs VIII), celui dont Chassaignac a montré les rapports avec l'amygdale. Elle commence quelquefois par le creux sus-claviculaire (obs. XI), la région carotidienne moyenne (obs. IV et VII).

Ce début si nettement localisé a beaucoup frappé tous les auteurs. On s'en est servi comme argument capital pour affirmer l'origine infectieuse du lymphadénome. Dans les quelques observations que nous avons parcourues et surtout dans l'observation VIII où ce début est si net, nous n'avons pas trouvé d'infection buccale expliquant l'apparition de la tumeur ; nous considérerons néanmoins une telle étiologie comme possible.

D'une façon insidieuse, deux, trois, plusieurs ganglions se prennent, augmentent de volume, sans douleur, sans réaction inflammatoire d'aucune sorte, si bien que le malade ne peut s'apercevoir que par hasard du début de son affection.

Ce sont de petites boules de la grosseur d'un pois ou d'une bille, fermes, indolentes, mobiles, sans adhérences avec les parties voisines; « roulant parfaitement sous les doigts ».

Lentement et toujours sans douleur ces ganglions grossissent pendant des mois, pendant des années même, comme on l'a dit, sans jamais retentir sur l'état général du sujet.

Ce début lent ne paraît pas la règle pour les auteurs : on avait observé, en effet, une marche rapide, une forme que l'on a appelée aiguë. Nous n'avons trouvé aucun cas pouvant justifier cette opinion. Le début lent et insidieux est celui qui se présente normalement. Les observations qui suivent en sont une preuve.

Bientôt s'ouvre une deuxième période « une sorte d'explosion » comme l'a dit Trousseau dans ses cliniques sur l'adénie.

Les ganglions semblent augmenter de volume brusquement (obs. XI) et par poussées successives. La fièvre même se montre quelquefois et c'est alors seulement que les petits malades sont amenés en consultation.

Malgré cet accroissement rapide, les ganglions restent encore indépendants, mobiles les uns sur les autres. Leur consistance est peut-être un peu moins dure qu'au début et peut donner même l'illusion d'un abcès (obs. VI). Elle paraît cependant égale dans toutes les parties de la tumeur.

Plus tard une fusion s'opère dans les masses hypertrophiées et les signes physiques commencent alors à changer.

La région cervicale est occupée par une masse bosselée, sans limites nettement précises en avant et en arrière, et qui s'étend de la région parotidienne jusqu'à la clavicule. Elle s'enfonce dans la profondeur du creux sus-claviculaire et contracte des adhérences qui empêchent de la mobiliser (obs. XI). La peau se tend et s'amincit parfois sur les bosselures les plus saillantes ; elle prend là une teinte un peu plus foncée, due surtout au développement des vaisseaux souscutanés.

Les adhérences profondes amènent quelquefois des accidents de compression des vaisseaux qui se traduisent sur la face et aux bras par de l'œdème (obs. IX). Le plexus cervical est quelquefois atteint, si bien qu'on a signalé des douleurs et de la parésie du membre supérieur. Le récurrent englobé dans la tumeur peut donner des accidents laryngés (le petit malade de l'observation VIII avait du cornage). Enfin la compression de la trachée donne de la gêne de la respiration qui était à prédominance nocturne chez ce malade (obs. VIII). Du souffle et de l'obscurité respiratoire dans un poumon (obs. VIII) peuvent être les signes de la compression d'une des bronches. Des accidents de syncope ou d'asphyxie peuvent enfin se produire et nous avons trouvé des cas où une trachéotomie devint nécessaire.

L'état général qui, jusqu'à ce moment, n'avait subi aucune altération, commence à être atteint.

« Le petit malade a le teint pâle, non pas de la pâleur des cancéreux, mais d'une sorte de pâleur anémique, ce que Wilks a appelé l'anémie lymphatique.

Il perd ses forces sans que l'amaigrissement soit extrême. La phase de localisation de la maladie, dont la durée peut être quelquefois de plusieurs années (11 ans chez une jeune fille observée par Jacoud), vient de cesser : elle a fait place à la généralisation.

Des ganglions hypertrophiés occupent maintenant toutes les régions. Le foie, la rate sont augmentés de volume, les ganglions mésentériques sont envahis par le processus néoplasique.

A l'examen du sang, dans la première période, le

nombre des leucocytes est le plus souvent normal
(VII, X), quelquefois légèrement augmenté. Dans la
dernière période, l'hypergenèse leucocytaire est considérable, il y a leucémie.

A ce moment, la terminaison fatale ne tarde pas à
survenir. Elle a pu, quelquefois peut-être, avoir pour
cause l'asphyxie progressive, un accès de suffocation ;
mais c'est l'infime exception. La mort est le résultat de
la cachexie.

Dans la forme généralisée d'emblée, tout le système
ganglionnaire se montre atteint presque simultanément.
Les parents du petit malade ont vu qu'il a une tumeu
plus volumineuse que les autres, mais on trouve partout des ganglions hypertrophiés.

C'est là, l'opinion des auteurs.

Pour nous, dans les observations que nous avons
lues et dans celles que nous publions, nous n'avons
jamais trouvé cette forme généralisée d'emblée. Un
groupe ganglionnaire est toujours pris primitivement
et non tous les groupes à la fois. Aussi, vaut-il mieux,
croyons-nous, ranger cette forme parmi les variétés du
lymphosarcome ganglionnaire localisé, dont l'évolution
a une marche trop rapide pour laisser voir nettement
la localisation primitive.

En somme, le lymphosarcome ganglionnaire est une
affection le plus souvent chronique et à évolution assez
lente. Elle reste stationnaire pendant des mois et des
années, puis subitement son évolution devient très
rapide. Sa durée moyenne est, en général, de deux à
cinq ans. Son terme fatal est la mort : à peine avons-
nous trouvé deux faits appartenant à Wilks et à

Seitz, où une régression de la tumeur, à paru se faire spontanément.

Mais ces cas ne nous paraissent pas d'une exactitude suffisante pour mettre en lumière ce point qui serait intéressant dans l'évolution du lymphosarcome ganglionnaire. Les petits malades meurent dans une cachexie, qui est analogue sur bien des points à la cachexie cancéreuse : souvent une asphyxie progressive, quelquefois des accès de suffocation, des vomissements occupent la période agonique.

Diagnostic. — Il est une affection tuberculeuse du système ganglionnaire, observée uniquement dans la première enfance, que MM. Lesage et Pascal ont décrite sous le nom de polyadénite tuberculeuse primitive.

Cette forme de tuberculose présente avec le lymphadénome ganglionnaire des ressemblances véritablement surprenantes.

Nous trouvons, au nombre de ses signes, une cachexie progressive, à évolution lente, si analogue à celle de l'atrepsie qu'on pourrait lui adapter la description magistrale que Pappot a donnée de cette maladie.

Ici, il n'existe pas de troubles digestifs pour expliquer l'amaigrissement cachectique : les enfants présentent, au contraire, le plus souvent, de la boulimie.

Les viscères restent intacts pendant toute la durée de la maladie. On constate seulement une polyadénite plus ou moins généralisée qui occupe, par ordre de fréquence, la région cervicale, les aines, les aisselles.

Les ganglions hypertrophiés sont durs, ne présentent jamais de phénomènes de caséification ; ils ne suppurent pas. Ils sont libres d'adhérences, roulent sous le doigt.

Cette variété de tuberculose aboutit à la mort au bout de trois ou quatre mois dans une aggravation constante de l'état cachectique, soit par une localisation pulmonaire, soit par des accidents méningés, soit encore par des convulsions ne répondant pas tout à fait à l'allure de la méningite ordinaire.

Ce rapide aperçu symptomatologique peut faire comprendre aisément combien est difficile le diagnostic différentiel du lymphadénome ganglionnaire chez les enfants du premier âge.

Nous ne pouvons donner aucun signe différentiel valable, mais nous ferons remarquer que les observations publiées par MM. Lesage et Pascal ne portent aucun examen du sang. Il se pourrait donc que la cachexie progressive n'eût aucune action sur les éléments figurés du sang et alors, dans un cas douteux, la constatation de cellules éosinophiles et une leucocytose même très modérée pourraient faire pencher la balance en faveur du lymphadénome.

Le lymphosarcome localisé ganglionnaire est de toutes les formes celle où le diagnostic différentiel semble pouvoir se faire assez exactement.

Tous les traités classiques ont donné des caractères différentiels avec les adénites chroniques simples, les adénites syphilitiques, le lymphangiome, les adénopathies. Nous ne reviendrons pas par conséquent sur la discussion de ces diagnostics ; mais, nous plaçant strictement au point de vue clinique, nous essayerons de fixer avec précision le diagnostic du lymphosarcome localisé ganglionnaire dans sa période initiale, c'est-à-dire au moment, comme nous l'établirons plus loin, où il importe d'être fixé sur la nature de l'affection pour tenter une intervention chirurgicale.

Le lymphosarcome localisé ganglionnaire pourrait être confondu, au début, avec une adénopathie simple, une adénite d'origine dentaire par exemple.

La différenciation se fait bien vite en ce cas par l'évolution. Mais dans l'adénite simple les ganglions restent petits, peu nombreux, isolés ; s'ils grossissent vite et se fusionnent, c'est sous l'influence d'une poussée aiguë qui les mène le plus souvent jusqu'à la suppuration.

Le diagnostic avec l'adénite tuberculeuse est beaucoup plus délicat. Dans les deux cas, on trouve, sur le côté du cou, une masse volumineuse, bosselée constituée par des ganglions fusionnés, les uns durs, les autres plus mous ; cette tumeur principale est environnée par d'autres petits ganglions durs, isolés qui s'étendent quelquefois très loin. Malgré ces analogies intimes, il existe cependant des différences assez nettes pour qu'on puisse, le plus souvent, arriver à un diagnostic exact par la seule clinique. Un premier caractère différentiel nous est donné par le volume ; le lymphadénome est plus saillant, plus développé en hauteur ; l'adénite tuberculeuse occupe une surface plus grande, elle est plus étalée.

Ces deux affections évoluent d'une manière différente.

Dans le lymphadénome la fusion des ganglions est plus uniforme, plus régulière ; leur consistance d'une mollesse assez rénitente ne donne pas au doigt la même sensation que le ramollissement des tubercules.

On n'y trouve jamais de points véritablement fluctuants, tandis qu'il est exceptionnel de voir une masse ganglionnaire tuberculeuse acquérir un pareil volume sans qu'il se produise de phénomènes d'abcédation en quelques points.

Les deux sortes d'adénopathies adhèrent assez vite à la peau, mais d'une façon différente.

L'adhérence dans la tuberculose est plus limitée, plus intime et bientôt suivie d'un changement de coloration de la peau qui devient violacée et ne tarde pas à se perforer.

Dans le lymphadénome l'adhérence se fait en étendue, en surface, d'une manière presque égale partout. Il n'y a ni induration ni infiltration du tissu cellulaire, qui environne la masse ganglionnaire hypertrophiée. La peau s'amincit, se couvre de petites varicosités dues au développement des vaisseaux cutanés ; elle prend de ce fait une teinte violacée, mais ce n'est qu'à une période très tardive qu'on la voit rougir, puis s'ulcérer.

Enfin, si une intervention est tentée, on constate que l'adhérence aux organes voisins qui, dans la tuberculose est importante mais reste une adhérence de voisinage, s'étend bien plus loin dans le lymphosarcome et est une adhérence d'envahissement. Des parties saines, des fibres musculaires sont englobées dans le néoplasme dont elles se distinguent encore pendant quelque temps.

A la coupe on trouve un tissu gros, uniforme, sans trace de ramollissement ou de caséification.

OBSERVATION I (résumée).

(A. von Huttenbrenner, un cas de lymphome :

Jahrbuch f. Kinderheil., 1871, p. 157.)

Il existe peu d'anamnestiques, car l'enfant fut amené mourant à l'hôpital. Le gonflement aurait daté de deux ans et commencé par une hypertrophie bilatérale des ganglions du cou, qui avaient augmenté rapidement depuis quatre ou six mois.

L'enfant, bien portant jusque dans les derniers temps, avait maigri beaucoup depuis peu. Pouls petit, 120. Respiration tranquille, superficielle.

Après quelques heures survinrent des bruits trachéens, le coma et la mort.

L'autopsie donna les intéressants détails qui suivent :

Circonférence du cou au niveau du menton, 46 centimètres.

Circonférence du cou au niveau du corps thyroïde, 30 centimètres.

Parotide droite envahie par une tumeur de la grosseur du poing, dure, recouverte par une peau mobile et rouge. A cette tumeur se rattachent d'autres grosseurs plus petites qui vont jusqu'à la clavicule droite.

Autre tumeur de la grosseur d'un poing d'enfant cachée derrière l'angle de la mâchoire et paraissant adhérer au plancher de la bouche.

A gauche, nombreuses petites tumeurs de la grosseur d'un pois, en partie mobiles, en partie adhérentes.

On peut donc distinguer trois groupes de tumeurs :

1º Une tumeur de la grosseur d'un poing d'homme dans la région parotidienne droite avec tumeurs plus petites allant jusqu'à la clavicule ;

2º Une grosseur sous le menton ;

3º De nombreuses petites tumeurs dans la région parotidienne gauche.

A la coupe, ces tumeurs sont très consistantes, fibreuses, si bien que le couteau grince pendant qu'on pratique la coupe.

Elles se prolongent jusque dans le médiastin.

Corps thyroïde petit, pâle, contenant un peu de substance colloïde, distinct des tumeurs.

Conduits aériens aplatis en arrière et à gauche.

Gros vaisseaux à leur place normale.

Poumons libres ; partie postérieure des lobes moyen et inférieur droit, hépatisée en gris rouge.

Ganglions bronchiques hypertrophiés.

Noyau comme une lentille dans le lobe droit du foie.

Rate doublée de volume, dure, à surface bosselée. Ganglion lymphatique de la grosseur d'une noix dans le hile, paraissant faire partie intime du parenchyme. Ganglions hypertrophiés autour du hile.

Reins durs ; coupe à aspect lardacé.

Les ganglions axillaires, inguinaux et mésentériques ; les follicules clos solitaires et agminés de l'intestin ne sont pas hypertrophiés.

Pas d'augmentation des globules blancs ; pas de modification de leur forme.

OBSERVATION II

(Duff et Lawson, *The Lancet*, 1880, vol. II, p. 616).

Un cas de lymphadénome. — Opération. — Guérison.

W... C., âgé de treize ans, enfant à cheveux clairs, d'apparence délicate fut admis à Peppysward, le 20 avril, souffrant d'une grosse tumeur des glandes lymphatiques du cou.

Père sujet à tousser, mais assez bien portant. Mère bien portante.

Trois sœurs plus jeunes en bonne santé. L'enfant avait eu la coqueluche, la rougeole et la scarlatine. Environ trois ans auparavant, il avait remarqué qu'il avait une petite grosseur derrière l'oreille droite,

Cette grosseur atteignait vers le bas la clavicule et s'étendait en avant et en arrière. Pas de difficulté pour avaler et pas de douleur jusqu'à environ une quinzaine de jours avant l'admission : à ce moment, le petit malade commença à éprouver en effet de la gêne dans la partie postérieure de la tumeur. Douze mois avant environ, avait apparu un gonflement de l'apparence d'une bille dans l'aine gauche ; il augmenta sans cesse.

A l'admission, au côté droit du cou, grosse tumeur d'un aspect en quelque sorte triangulaire, ayant son sommet à la mastoïde et sa base étendue autour du cou. Elle dépassait en avant la ligne médiane et avait poussé le larynx et la trachée vers la gauche. En arrière, elle était séparée par 2 pouces des apophyses épineuses.

En bas, elle recouvrait les deux tiers internes de la clavicule et descendait jusqu'au bord inférieur de la deuxième côte. La tumeur était tendue par le sterno-mastoïdien et était recouverte par l'extrémité du trapèze.

Sa surface était lobulée : elle paraissait composée d'une masse de glandes tuméfiées, agglomérées ensemble.

Dans l'aine gauche, tumeur pareille mais plus petite, à peu près comme un gros marron d'Inde.

Enfant pâle et anémique, dormait bien, avait bon appétit, mais se plaignait d'être vite fatigué quand il jouait. Cœur et poumons normaux. Le sang, examiné à l'hématocytomètre, donnait :

4.560.000 globules rouges par millimètre cube.
20.000 — blancs —

28 avril. — Opération. M. Lawson enleva la tumeur qui consistait en une masse de glandes hypertrophiées feutrées par paquets.

On fit d'abord une incision transversale au niveau de la clavicule.

De son extrémité antérieure, le bistouri fut porté en haut le long du sterno-mastoïdien jusqu'au lobule de l'oreille. On retourna le lambeau et, après une dissection et énucléation

— 48 —

faite avec les doigts et le manche du scalpel, la totalité de la tumeur fut enlevée.

Après diverses péripéties et notamment une attaque d'érysipéle au cou et à la face, le malade quitte l'hôpital à la fin juin, complètement guéri.

Note de M. Lawson. — Ce garçon présentait l'apparence caractéristique de la maladie connue comme lymphadénome et décrite par Hogdkin.

La tumeur fut enlevée parce qu'elle provoquait de la douleur. Comme elle était rapidement envahissante, elle aurait probablement gêné la respiration, car elle avait poussé la trachée du côté gauche.

L'histoire de cas semblables rend le pronostic éloigné défavorable.

L'opération était le moyen d'améliorer les symptômes locaux et d'assurer pour un temps la santé du malade.

OBSERVATION III

(Jahrbuch f. Kinderheil..., 1881, vol. XVII, p. 139. — Hénoch).

Un cas de lymphosarcome malin.

Le cas de lymphosarcome malin du professeur Hénoch concerne un enfant âgé de sept ans, chez lequel on avait enlevé, sur les deux côtés du cou, une quantité considérable de ganglions de la grosseur d'un œuf de pigeon ou d'une noix. Ces ganglions étaient dégénérés en lymphosarcome.

Un peu plus de six mois après, on prit le malade à cause de la récidive et on extirpa de nouveau des ganglions (plus de trente dans la première et la deuxième opération).

A la troisième admission, un an et demi après la première, on trouva au cou une grosse tumeur qui se prolongeait jusqu'à l'épaule et dans le creux de l'aisselle.

Le nombre des globules rouges du sang était généralement diminué.

L'enfant eut de la fièvre, devint cachectique; une pneumonie survint.

Il mourut après un séjour de quatre semaines à l'hôpital.

On trouva une dégénérescence lymphosarcomateuse dans presque tous les ganglions et dans la rate.

OBSERVATION IV

(Revue des maladies de l'enfance, 1891).

Lymphadénome malin. — Extirpation. — Récidive. — Cachexie.

L... Louis, enfant âgé de sept ans, de tempérament lymphatico-scrofuleux.

Parents sains : pas de diathèse dans la famille.

Apparition, depuis deux ans, dans la région carotidienne droite d'une grosse tumeur dure, roulant sous le doigt, entourée bientôt de plusieurs autres qui grossissent rapidement.

A l'examen, on constate une tumeur ganglionnaire volumineuse occupant les régions parotidienne, sus-hyoïdienne latérale et carotidienne, depuis l'apophyse mastoïde jusqu'à la clavicule.

Extirpation de la tumeur par deux incisions : l'une parallèle au bord antérieur et l'autre sur le bord postérieur du sternomastoïdien.

C'était des ganglions mous, très vasculaires, appartenant au lymphadénome du cou.

Réapparition des grosseurs quelques mois après, d'abord dans la région sous-maxillaire gauche, puis à droite sur les parties latérales du cou, dans les régions sus-claviculaires et jusque dans les aisselles. La rate paraît un peu tuméfiée. Légère augmentation du nombre des globules blancs dans le sang.

Diagnostic. — Lymphadénome mou malin; récidive.

Toute intervention chirurgicale étant contre-indiquée, on institue un traitement à l'intérieur par l'huile phosphorée, puis, par injections interstitielles avec la liqueur de Fowler.

L'enfant est retiré de l'hôpital quelques semaines après et meurt de cachexie.

OBSERVATION V

(MM. Marcel Labbé et Jacobson. Note sur un cas d adénie).

Archives de Médecine des enfants, 1899.

Un garçon de douze ans entre à l'hospice des Enfants assistés, le 3 janvier 1896 (service de M. Kirmisson).

Depuis quelques années il a eu de légères adénopathies cervicales.

A son entrée dans le service, il porte au côté droit du cou, une tumeur allant du menton au bord antérieur du sterno-mastoïdien, empiétant sur la face, remontant au lobe de l'oreille et descendant jusqu'au cartilage thyroïde.

Cette tumeur est composée de masses arrondies et mobiles; à sa périphérie, on constate plusieurs petits ganglions. Foie et rate normaux, pas de signes d'adénopathie trachéo-bronchique.

Un peu de fièvre. L'examen du sang donne trois milllions quatre cent cinquante mille globules rouges et vingt et un mille globules blancs.

On croit à la tuberculose et on donne la liqueur de Fowler.

De mars à juin, on essaie la teinture d'iode.

26 juillet. — On injecte dans le plus gros ganglion cinq gouttes de solution de zinc à 1/10.

Du 24 juillet au 5 septembre, six injections semblables.

A partir du mois d'août, état général plus grave, fièvre hectique, cachexie progressive, anémie plus forte. La tumeur ganglionnaire a augmenté, les ganglions du côté gauche se prennent.

13 septembre. — Mélœna, puis vomissements noirs.

Le foie et la rate sont très gros. Les vomissements continuent et la mort survient le 16 septembre.

Autopsie. — (Vingt-quatre heures après la mort).

Paquet de ganglions au cou, ganglions internes (thorax, mésentère). La coupe des ganglions est blanc rosé, pâle; pas de caséification. Le foie pèse 1950 grammes; il est dur, amyloïde,

Rate grosse; à la coupe noyaux hémorragiques,

Reins pesant 425 grammes; cœur petit, myocarde feuille morte.

Pas de tuberculose nulle part. Congestion de la muqueuse intestinale. Œdème des méninges cérébrales et spinales. L'examen histologique des ganglions montre une capsule épaissie, une dégénérescence scléreuse de la substance corticale et médullaire avec cellules lymphatiques abondantes, des zones nécrosées.

Le foie présente un type de dégénérescence amyloïde ; la rate est altérée dans le même sens que les ganglions, avec état amyloïde et hémorragies.

Il s'agit évidemment d'un cas d'adénie ayant débuté par les ganglions cervicaux et s'étant propagé aux autres organes lymphoïdes.

OBSERVATION VI

(Dr J. H. Ryan, *Archives de médecine des enfants*, 1899).

Lymphosarcome du cou chez un bébé.

Fillette de vingt mois, bien nourrie, présentée le 15 août avec une grosseur de la base du cou à gauche.

Parents sains. C'est au début de juin que la tumeur fit son apparition près de l'épaule. Elle était molle et un chirurgien consulté pensa à un abcès. Quand l'auteur vit la tumeur, elle avait le volume d'une orange ; l'enfant avait en même temps de l'exophtalmie. Tumeur lobulée rappelant bien les engorgements ganglionnaires multiples.

8 avril. — Exophtalmie augmentée, ecchymoses des paupières, fréquence du pouls et de la respiration, fièvre. On donne la liqueur de Fowler et l'iodure de potassium.

Les progrès de la tumeur furent irréguliers. Le côté droit de la face et du cou s'élargit et l'exophtalmie devient excessive, œdème, circulation collatérale. La langue est bientôt gênée, repoussée, par la tumeur, la déglutition est entravée.

Mort en octobre (durée de la maladie : quatre mois),

— 52 —

L'examen histologique d'un fragment de la tumeur montra
qu'il s'agissait d'un lymphosarcome.

OBSERVATION VII (inédite).

Due à l'obligeance de M. le professeur agrégé Nové Josserand.

Lymphosarcome du cou.

B . , Mathilde, cinq ans et demi, née à Alby (Haute-Savoie),
entrée le 8 janvier 1898, à la Charité.

L'affection a débuté, il y a un an, par une tumeur située à la
partie moyenne de la région carotidienne droite.

On constate, sur la partie latérale du cou, une volumineuse
tumeur qui s'étend, dans le sens vertical, du lobule de l'oreille
au creux sus-claviculaire qui est récouvert tout entier, et dans
le sens latéral, depuis la ligne médiane en avant jusqu'au bord
externe de la masse charnue du cou en arrière.

Cette tumeur est multilobée, la peau est lisse et mobile à sa surface. On voit à sa partie moyenne des dilatations veineuses cor-
respondant à la jugulaire externe.

A la palpation, on sent qu'elle est constituée par des saillies
distinctes, les unes du volume d'un œuf, d'autres plus petites ne
dépassant pas le volume d'une noisette ou d'un petit pois.

Les grosses masses présentent une consistance rénitente. La
masse postérieure est dure dans sa plus grande étendue. La masse
antérieure est plus molle, mais il n'y a nulle part de fluctuation
vraie.

Chacune des masses paraît mobile sur l'ensemble de la tumeur.

Dans son ensemble, la tumeur est peu mobile.

En bas, la tumeur se prolonge jusqu'à la fourchette sternale :
elle plonge même derrière le sternum. Cependant la trachée
n'est pas déplacée : il n'y a pas de suffocation.

On ne trouve pas de ganglions dans les autres régions, on ne
note rien du côté du foie et de la rate.

Examen du sang. — Les globules blancs sont extrêmement rares.

17 janvier 1898. — La température atteint 40 degrés et reste élevée les jours suivants

29 janvier. — Ponction exploratrice des deux saillies de la tumeur, ne donne rien.

Le diagnostic de lymphosarcome se confirme.

Le petit malade quitte l'hôpital sans intervention.

D'après les renseignements recueillis ultérieurement, l'enfant mourut deux mois après sa sortie de l'hôpital. La tumeur avait d'abord progressivement augmenté, puis elle avait paru subir une diminution, quelque temps avant la terminaison fatale.

OBSERVATION VIII (inédite).

(Due à l'obligeance de M. le professeur agrégé Nové-Josserand.)

Lymphosarcome du cou.

J. Marcel, âgé de dix ans, né en Savoie, entre à la Charité, le 20 décembre 1899.

Les parents sont bien portants. Le petit malade est le septième d'une famille composée de cinq garçons et quatre filles.

L'enfant, né à terme, a été nourri au sein par sa mère.

Il n'avait jamais été malade lorsque débuta, il y a trois ans, l'affection actuelle.

On s'aperçut que l'enfant, alors âgé de sept ans, présentait une petite tumeur située en avant du bord antérieur du sterno-cleido-mastoïdien, au niveau de l'angle de la mâchoire. Cette tumeur dure roulait sous le doigt. D'abord toute petite, elle prit progressivement le volume d'une noix, puis celui d'un œuf. Son évolution fut lente pendant longtemps, mais depuis l'année dernière, elle a pris un développement rapide et d'autres tumeurs analogues ont apparu autour d'elle.

A l'examen, on trouve dans la région antéro-latérale du cou, à gauche, une tumeur qui s'étend en avant jusqu'à la ligne médiane, déborde en arrière sur la face externe du sterno-cleido-mastoïdien et remonte en haut jusqu'au lobule de l'oreille.

La peau qui la recouvre a sa couleur normale; elle paraît amincie mais non adhérente à la tumeur. Les veines sous-cutanées sont dilatées. La tumeur, au palper, est globuleuse, à surface lisse au centre, bosselée à la périphérie où les masses qui y ont adhéré récemment ne sont pas encore complètement fondues.

Sa consistance est assez ferme; il n'y a nulle part de fluctuation.

La masse est peu mobile dans les plans profonds.

Autour de cette tumeur principale se trouvent un grand nombre de petits ganglions, dont la grosseur varie du volume d'un pois à celui d'une noisette, qui sont mobiles en tous sens et ont une consistance presque dure.

La partie droite du cou est à peu près indemne; on ne note rien de particulier sur le reste du corps; la rate ne paraît pas hypertrophiée.

Toute intervention chirurgicale ayant été jugée impossible, l'enfant fut envoyé à Gien.

A son retour (trois mois après), on note les signes suivants:

La tuméfaction ganglionnaire est restée sensiblement du même volume. D'après l'enfant, elle subirait des variations de volume assez importantes ayant un certain rapport avec les variations atmosphériques. L'état général est resté assez bon; l'enfant mange bien, mais il a un peu maigri et pâli. Il se plaint maintenant de dyspnée qui survient surtout la nuit et, le jour, seulement à l'occasion des mouvements violents.

L'examen médical, fait par M. le professeur Weill, montre en effet des signes de compression de la bronche gauche. Le larynx est dévié à droite et on signale un peu de cornage. La pupille gauche est légèrement dilatée.

L'examen du sang montre une légère augmentation du nombre des globules blancs. Les gros globules à noyaux multiples font défaut et on trouve surtout des lymphocytes.

Nombre de globules 1.550.000

Valeur globulaire 1/6.

L'enfant est retiré de la Charité, au mois de mai 1901, par ses parents.

Depuis cette époque jusqu'en automne 1900 son état reste stationnaire.

La tumeur subit des variations de volume alternatives sans prendre jamais de développement exagéré.

En automne 1900, l'état de l'enfant s'aggrave : un œdème considérable envahit les membres inférieurs, les bourses et la verge, enfin la paroi abdominale. Cet œdème disparaît sous l'influence d'un traitement, mais il réapparaît environ un mois après, pour ne plus disparaître. Au commencement de janvier 1901 une diarrhée persistante s'installe, et l'enfant meurt dans la cachexie le 19 janvier 1901.

OBSERVATION IX (inédite).

(Due à l'obligeance de M. le professeur Nové-Josserand.)

Lymphadénome du cou.

L...; entré le 23 septembre 1901, à la Charité.

Pas d'antécédents héréditaires. A eu à huit mois et demi une pleurésie d'une durée de trois mois. A marché à dix-neuf mois. Nourri au sein.

L'enfant eut il y a un an, de l'albumine dans les urines et des œdèmes.

Les ganglions sous-maxillaires ont grossi depuis environ quatre ans.

C'est l'année dernière seulement que la tumeur constituée par ces ganglions a pris un volume considérable. Elle subit des alternatives d'augmentation et de diminution, elle est indolore. A l'examen, le cou et la région carotidienne gauche sont déformés par une volumineuse masse ganglionnaire qui commence au-dessous de l'oreille et se prolonge en bas, dans le creux sus-claviculaire, jusqu'au niveau de la clavicule. Sur la face antérieure du cou; la tumeur dépasse un peu la ligne médiane ressemblant à un goitre qui refoulerait à droite la trachée. L'enfant présente un peu d'oppression, mais il n'a pas eu de suffocation.

Cette masse présente à sa surface des bosselures visibles, La peau qui la recouvre n'est ni altérée, ni adhérente.

Le réseau veineux de la base du cou et de la partie antérieure du thorax est très développé.

A la palpation, la masse paraît constituée par des ganglions de volumes divers dont les plus gros sont fondus ensemble. Les plus petits restent distincts et parfaitement mobiles.

La consistance de la tumeur est assez molle, mais on ne trouve de fluctuation nette en aucun point.

La région sus-claviculaire droite présente quelques petits ganglions durs et mobiles.

Dans l'aisselle du côté gauche on trouve un ganglion assez gros et d'autres plus petits qui semblent s'enfoncer sous le grand pectoral.

Les régions inguinales ne présentent pas de ganglions hypertrophiés. Submatité de trois travers de doigt au niveau de la rate.

Rien d'anormal dans l'abdomen.

Examen du sang. — Globules blancs peu nombreux, ne dépassant pas le nombre normal. Ce sont de grands mononucléaires à noyau volumineux et non segmenté.

Le malade quitte l'hôpital une quinzaine de jours après son entrée. Son état ne s'est pas modifié pendant le séjour.

Toute intervention chirurgicale a été jugée impossible à pratiquer sur une tumeur aussi volumineuse.

Après son départ de la Charité, l'état de l'enfant s'aggrave. Il perd l'appétit et se cachectise avec une extrême rapidité. Il présente un léger œdème des pieds et de la main droite et un œdème énorme du membre supérieur gauche.

La tumeur ganglionnaire du cou n'augmente pas de volume, celle du creux de l'aisselle prend une grande extension.

L'enfant meurt dans la cachexie, le 16 décembre 1901.

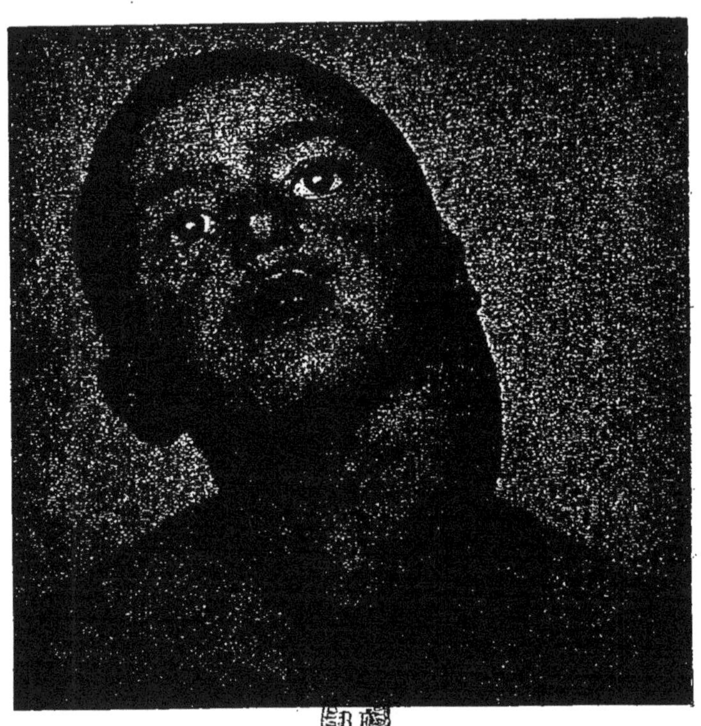

Lymphosarcome du cou.

(Obs. IX)

OBSERVATION X (inédite).

(Due à l'obligeance de M. le professeur agrégé Nové-Josserand.)

Lymphosarcome du cou.

G... Benoît, six ans, né en Savoie, entre à la Charité en octobre 1901.

Pas de maladies antérieures.

On a remarqué, il y a six mois, dans la région mastoïdienne gauche une tumeur qui avait à peu près le volume d'une noisette.

La tumeur est restée stationnaire pendant quatre mois, mais depuis un mois a apparu autour de cette tumeur primitive un grand nombre de petits ganglions.

Actuellement, on constate au niveau de la pointe de l'apophyse mastoïde gauche une tumeur qui a le volume d'un petit œuf, bosselée, ayant tous les caractères objectifs d'une tumeur ganglionnaire, de consistance plutôt molle, non fluctuante, sans adhérences à la peau ou aux plans profonds.

La région carotidienne, les régions sous-angulo maxillaire et sus-claviculaire du même côté contiennent un très grand nombre de petits ganglions du volume d'un petit pois. Quelques-uns ont un volume moindre; certains atteignent celui d'une amande. Tous restent distincts les uns des autres et sans adhérences à la peau ou aux plans profonds.

Le côté droit du cou est à peu près complètement indemne.

Cependant, les ganglions qui longent la jugulaire externe sont légèrement hypertrophiés.

Dans l'aisselle, on trouve aussi quelques petits ganglions plus volumineux à gauche qu'à droite.

Dans les aines, on a des ganglions gros comme des grains de plom.

Le foie est normal.

Au niveau de la rate, la zone de matité est assez étendue.

L'état général n'est pas modifié.

Examen du sang. — Les préparations étant insuffisamment étalées sur les mamelles, la numération exacte n'a pas été possible.

Par la coloration à l'éosine hématoxyline, on n'a pas trouvé, semblé-t-il, plus de globules blancs que normalement (environ un par deux ou trois champs de la préparation). Ce sont des mononucléaires à grand noyau.

3 octobre. — L'enfant entre dans le service de M. le Dr Audry, à la Charité, on lui donne du cacodylate (o cc. o2).

18 octobre. — Suppression du cacodylate de soude.

25 novembre. — On redonne le cacodylate jusqu'au 15 décembre où il est de nouveau supprimé.

30 décembre. — L'enfant présente de la blépharo-conjonctivite.

3 janvier. — Blépharite assez intense. Bouffissure des paupières et de la face. La tumeur ganglionnaire du cou a augmenté de volume ; sa consistance est plus ferme. Température normale·

OBSERVATION XI

(Bull. Soc. Chir. de Lyon, janv.-fév. 1901, t. IV, 2ᵉ fasc.,

Communication de M. le professeur agrégé Nové-Josserand.)

Fillette âgée de deux ans, née à Lyon.

Sans antécédents notables, on remarqua, à l'âge de dix mois, dans la région sus-claviculaire droite une tumeur grosse comme la moitié d'une noix. Celle-ci resta stationnaire jusqu'à l'âge de dix-neuf mois, puis elle se mit à grossir lentement d'abord, puis de plus en plus vite, si bien que, dans les quinze derniers jours, elle s'accroissait à vue d'œil, bien que l'état général restât assez satisfaisant.

A l'entrée à la Charité, on constate que la région sus-clavicu-laire droite est remplie par une tumeur bosselée, formée par deux masses ganglionnaires agglomérées, encore faiblement adhérentes à la peau qui est saine, et paraissant assez mobiles sur les plans profonds. Quelques petits ganglions le long du trapèze. Les autres groupes ganglionnaires sont indemnes.

Le foie, la rate, le sang sont normaux.

Cliniquement, le diagnostic de lymphosarcome n'est pas douteux.

L'extirpation de la tumeur semblant anatomiquement possible est pratiquée le 8 octobre 1900. La tumeur est lavée largement avec la portion adhérente de la plaie, un petit morceau de l'acromion et une languette assez étendue du trapèze. La dis-section des petits ganglions fut poursuivie jusqu'en haut du cou, en disséquant les vaisseaux carotide et jugulaire, et parut complète.

Les suites opératoires furent simples et, actuellement, trois mois après l'opération, il n'y a pas trace de récidive. L'enfant se porte bien.

L'examen macroscopique de la pièce confirma de tous points le diagnostic clinique ; on ne trouva aucun point ramolli ou caséeux ressemblant à de la tuberculose.

L'examen histologique pratiqué au Laboratoire d'anatomie pathologique de la Faculté de Lyon est relaté dans la note suivante rapportée *in extenso*.

Examen histologique. — Les coupes révèlent des alvéoles limitées par du tissu conjonctif et remplies par du tissu gan-glionnaire avec réticulum adénoïde. Il n'y a aucune formation spécifique et, notamment, pas de tubercule. Reste à savoir si la tumeur du tissu ganglionnaire est, dans ce cas, bénigne ou maligne ou inflammatoire simple. Elle n'est pas inflammatoire simple, parce que le tissu conjonctif qui fait les alvéoles est tantôt un tissu conjonctif très finement fibrillé, tantôt un tissu fibroïde à cellules fusiformes, jamais à grosses fibres ; de plus, les vaisseaux que l'on rencontre dans ces travées sont tous de formation très imparfaite ; ce sont des cavités limitées par un endothélium, puis le tissu ambiant. Enfin, ces vaissaaux n'ont aucune trace d'endartérite.

Donc, tumeur au sens propre du mot.

Mais tumeur fort probablement maligne, c'est-à-dire lympho-sarcome, car le tissu ganglionnaire que l'on observe semble être en dehors d'un ganglion normal, car, fréquemment, dans les travées, on rencontre des fibres musculaires striées, dissociées et en raréfaction.

En présentant cette petite malade à la Société de Chirurgie de Lyon, M. le professeur agrégé Nové-Josserand faisait remarquer que, en raison du pronostic éminemment grave de cette affection il avait tenté l'extirpation, dans ce cas, où une intervention complète semblait être possible.

L'absence de récidive au bout de trois mois donnait l'espoir d'un résultat satisfaisant.

L'enfant, repris par ses parents, resta en bon état pendant un temps assez long.

14 janvier. — Il eut la coqueluche : quelque temps après, une bronchite.

A partir de ce moment, l'état de la petite malade continua à s'aggraver. Elle perdit l'appétit, eut un amaigrissement considérable et mourut dans la cachexie, le 25 février 1901.

La petite malade, traitée à ce moment par plusieurs médecins, était considérée comme tuberculeuse.

D'après M. le Dr Michel qui lui prodigua ses soins le plus souvent, la petite malade mourut de bronchite tuberculeuse avec signes cavitaires au sommet droit et signes de pleurésie à la base droite. Le poumon gauche avait paru moins atteint.

Tous les traitements mis en œuvre (liqueur de Fowler, huile de foie de morue, glycérophosphate) avaient été impuissants à arrêter les progrès de la cachexie.

Au niveau de la plaie, rien d'anormal ne fut constaté, rien également dans les ganglions des autres régions.

En somme, la mort survint cinq mois environ après l'extirpation de la tumeur.

CHAPITRE V

PRONOSTIC — TRAITEMENT

Le pronostic du lymphadénome est très grave. Presque tous les cas observés se sont terminés par la mort, si bien qu'on a cru pouvoir comparer la malignité du lymphadénome à celle du cancer.

En réalité cependant le pronostic est peut être un peu moins sombre. Il est subordonné à divers éléments: son siège, la rapidité plus ou moins grande de son extension, l'apparition rapide de la cachexie, l'intensité de la leucocytose.

Nous reconnaissons très volontiers que les formes osseuses, mésentéro-intestinale et ganglionnaire à généralisation précoce sont fatales, puisque aussi bien aucune thérapeutique ne peut leur être appliquée, faute d'un diagnostic fait à temps.

Mais la forme ganglionnaire et surtout le lymphadénome cervical localisé laisse place à une intervention chirurgicale. Son diagnostic certainement très difficile, mais possible cependant, même au début, son évolution assez lente et sa tendance peu marquée à la généralisation, dans quelques cas, semblent donner au chirurgien la possibilité d'agir à temps. Le lymphosarcome localisé pourrait acquérir de ce fait une bénignité toute relative.

Ces opinions ne sont pas nouvelles. M. Panas les exposait plus catégoriquement en 1867 à la Société de chirurgie. Mais depuis, divers auteurs, et non des moins autorisés, ont battu en brèche ces assertions. Ils ont sans doute exagéré leur opinion puisqu'on a publié, chez l'adulte, de nombreux cas de guérison, suite d'interventions chirurgicales.

Les cas sont bien moins nombreux dans l'enfance, probablement parce que le traitement chirurgical y a été peu souvent mis en œuvre : ils sont cependant suffisants pour nous permettre de conseiller une intervention chirurgicale dans les seuls cas, comme celui de M. Nové Josserand, où elle peut se faire d'une façon complète.

Il est peu de modes de traitement qui n'aient été mis en usage contre le lymphadénome.

Les diverses médications employées semblent avoir obtenu quelquefois la régression des tumeurs lymphadénomateuses ; chacune du moins revendique pour elle quelques cas de succès,

Les préparations martiales, l'hydrothérapie (eaux chlorurées sodiques, arsénicales, sulfureuses), les bains de mer ont été employés

L'iode en badigeonnages, à l'intérieur ou en injections interstitielles, l'iodure de potassium et les pommades iodurées n'ont donné aucun résultat. Le phosphore (huile phosphorée et phosphure de zinc) ne paraît pas davantage avoir eu grand succès.

Les préparations hydrargyriques sont toujours restées inefficaces.

Quelques améliorations auraient été vues à la suite du traitement opothérapique par la moelle osseuse et les fragments de rate.

Le seul traitement médical qui semble avoir eu quelque puissance est la médication arsénicale.

Elle a été appliquée tout d'abord, en Allemagne, par Viniwarter qui l'a considérée avec exagération comme spécifique du lymphadénome.

Elle a été donnée sous forme de liqueur de Fowler par la voie stomacale à doses progressivement croissantes et en injections interstitielles dans les ganglions hypertrophiés. Ce dernier mode d'administration a souvent provoqué des abcès.

La statistique de Viniwarter produit des faits d'amélioration obtenus par ce procédé thérapeutique. Mais on a contesté depuis l'authenticité de ces cas de guérison. On a prétendu que les malades, donnés comme guéris, avaient été insuffisamment suivis après la cessation du traitement.

La médication arsénicale serait donc insuffisante à assurer une guérison.

Le traitement chirurgical se montre-t-il plus efficace?

Nous ne parlerons que pour mémoire du traitement palliatif (trachéotomie, ponction abdominale) qui est quelquefois imposé au chirurgien par la nécessité, afin d'obvier temporairement à des symptômes rapidement mortels.

M. Rochet a proposé comme traitement radical l'injection de culture de staphylocoques dans les tumeurs lymphadéniques, et a obtenu par ce procédé un succès sur deux cas où il l'a mis en pratique.

L'intervention chirurgicale qui doit nous préoccuper seule est l'extirpation. Divers chirurgiens ont vu, à la suite d'une telle thérapeutique des récidives immédiates se produire et évoluer avec une rapidité que ne faisait pas prévoir la tumeur primitive. On a voulu attribuer cette influence funeste au traumatisme chirurgical et des maîtres éminents, comme Verneuil et Reclus, ont proclamé l'inutilité et le danger de toute intervention.

Cette abstention systématique est certainement exagérée ; les raisons de la récidive doivent être attribuées à d'autres causes que l'extirpation.

« Les malades, nous dit Pierre Delbet, ne se décident guère à l'intervention, qu'au moment où la maladie prend une marche rapide, lorsqu'elle est à sa phase d'explosion. Si, après l'opération, la récidive se produit vite, si sa marche est rapide, il ne faut point en accuser le traumatisme. Il est très probable que les choses se seraient passées de même en dehors de toute intervention. En tous cas, la crainte du coup de fouet ne doit pas nous arrêter, car il y a des cas avérés où l'ablation complète a été suivie de guérison durable. »

Le traitement de choix est donc l'extirpation toutes les fois qu'elle est possible. Elle ne s'adresse qu'à la forme ganglionnaire localisée.

Elle est formellement contre-indiquée dans la forme osseuse où elle entraîne des hémorragies secondaires graves et dans la forme abdominale.

L'abstention systématique est également à conseiller toutes les fois que l'examen du sang donne une augmentation considérable du nombre des leucocytes, lorsque, en un mot, il y a leucémie. La généralisation de la tumeur primitive est à ce moment effectuée. L'intervention est absolument inutile.

Ainsi, la question du traitement chirurgical ne se pose que pour le lymphosarcome localisé ganglionnaire sans leucémie : c'est donc à cette forme seule que l'on doit rapporter la discussion que nous allons en faire.

L'intervention est tout d'abord contre-indiquée à la période où l'on observe d'habitude les petits malades.

Toutes nos observations personnelles, sauf une, en sont la preuve incontestable. On se trouve, à ce moment, en présence d'une tumeur volumineuse, à adhérences profondes très nombreuses et entourée d'une quantité considérable de petits ganglions que l'opérateur n'est pas assuré d'enlever en totalité.

Pour que le chirurgien puisse tenter une ablation complète, il faut donc que la tumeur soit au début de son évolution et, souvent encore, les apparences sont trompeuses. La tumeur, à l'examen, paraît peu volumineuse, d'une extirpation relativement facile : on se décide très volontiers pour l'intervention, et c'est seulement quand elle est commencée qu'on rencontre des adhérences très solides, un envahissement des parties voisines et de nombreuses difficultés opératoires. Ce fait ressort très nettement de l'observation XI : la tumeur était peu volumineuse, faiblement adhérente ; anatomiquement, l'extirpation paraissait devoir être facile. Or, pour enlever largement la tumeur, M. le professeur agrégé Nové-Josserand dut enlever la portion adhérente de la peau, réséquer l'acromion et une partie de la clavicule et couper une languette assez étendue du trapèze. Enfin, il fut obligé de poursuivre la dissection des petits ganglions jusqu'à la base du crâne en disséquant la carotide et la veine jugulaire.

Ce fait démontre parfaitement combien il est inutile de tenter une intervention sur une tumeur un peu trop volumineuse.

L'extirpation complète est une opération délicate. Doit-elle donc être toujours entreprise lorsqu'on la juge possible ?

Nous répondrons par l'affirmative, car nous connaissons des cas de guérison.

Mais nous ne devons pas laisser ignorer toutes les difficultés de cette ablation large de la tumeur. Il faut, comme dans le cas que nous venons de citer plus haut, poursuivre la dissection des éléments du néoplasme dans ses dernières limites, il faut sectionner tous les tissus malades (muscles, os, etc...) et extirper jusqu'à de grandes distances les petits ganglions qui seraient la graine d'une récidive immédiate.

Enfin, l'intervention pratiquée dans les conditions que nous avons cherché à préciser et avec tous les soins que nous venons d'énumérer, ne doit pas être présentée comme un traitement curatif. Le pronostic du lymphadénome est fatal et le chirurgien ne doit présenter l'extirpation que comme une chance ultime de guérison qu'il peut offrir à son malade.

Après l'opération, la médication arsénicale peut être employée avec avantage pour améliorer définitivement l'état général du petit malade.

CONCLUSIONS

I. Le lymphosarcome se rencontre assez souvent chez l'enfant.

Ses localisations sont assez variées : les unes exceptionnelles (amygdale, rein, os), les autres plus communes, intestin et mésentère (forme abdominale), ganglions lymphatiques, surtout à la région cervicale.

II. Le lymphosarcome des ganglions du cou est plus fréquent qu'on ne le pense habituellement. Nous avons pu en rapporter cinq cas recueillis depuis quatre ans dans un seul service de la Charité.

Il faut donc y penser chaque fois qu'on se trouve en présence d'une adénopathie cervicale.

III. Son évolution n'est pas régulière. A côté de cas où l'accroissement rapide fait tout de suite penser à un néoplasme, il en est d'autres où la tumeur reste longtemps stationnaire avant de prendre brusquement une extension rapide. Parfois même, à la période d'état, les ganglions restent assez longtemps stationnaires, du moins en surface, alors que cependant progrese la cachexie.

La terminaison est fatale.

IV. En raison de cette variabilité de l'évolution, le diagnostic ne peut se baser que sur les caractères objectifs : volume important et développement en saillie de la tumeur ; tendance à la coalescence des ganglions sans infiltration ni induration du tissu cellulaire qui les entoure ; absence de ramollissement et de fluctuation ; adhérence à la peau en surface sans tendance à l'ulcération ; dilatation des veines sous-cutanées.

V. Le plus souvent ce diagnostic ne peut être établi uàq une période assez tardive pour que l'abstention opératoire soit imposée par l'extension de la tumeur, sa généralisation, la leucocythémie.

Cependant, en présence d'un cas assez rapproché de son début pour qu'une extirpation complète semble possible, il paraît indiqué de la tenter, quelques faits laissant espérer qu'il est peut-être possible d'obtenir une guérison.

BIBLIOGRAPHIE

BAGINSKY, Traité des maladies des enfants (trad. fr., Paris, 1892, t. II, p. 509).

BAINES, Case of Hodgkin's disease; temporary cure (Br. Med. Jour. Lond., 1890).

BERGGRUN, Archiv. für Kinderheilkunde, 1894, t. XVII, p. 173.

BIGGER, Traitement par la moelle osseuse (Brit. Med. Jour. 1894).

BONFILS, Soc. méd. d'observation, Paris, 1856.

BONNAIRE et DÉCLOUX, Lymphadénome congénital chez le nouveau-né (Presse médicale, 13 juil. 1901).

BROUARDEL et GILBERT, Traité de médecine, t. III, p. 556.

BROUSSES et GIRARDIN, Monographie sur le lymphadénome, Masson, 1886 et Mémoire Académie de médecine, 1887.

COMBY, GRANCHER, etc..., Traité des maladies de l'enfance, t. II, p. 105.

CZERNY, Ein fall von malignem Lymphom bei einem 3 1/2 Jährigen Knaben Prag. Med. Wochenschrifft, 1891, p. 77-79.

DEMANGE, Etude sur la lymphadénie (th. de Paris, 1874).

DUPLAY; Lymphadénome et adénopathie tuberculeuse (France médicale, Paris, 1892, n° 702).

DUPLAY et RECLUS, Traité de chirurgie, t. I.

EICHHORST, Jahrbuch für Kinderheil..., t. XXXVI, p. 497.

FORCHHEIMER, A case of Hodgkin's disease (Archiv. Pediatr. de Philad., 1886, p. 574).

GILLY, Etude sur la lymphadénie intestinale (th. Paris, 1886).

Guillermet, De la nature infectieuse de l'anémie (th. Lyon, 1890).

Hénoch, Un cas de lymphosarcome Jahrbuch für Kinderheil…, 1881, vol. XVII, p. 139.

Hodgkin. Med. chirurg Transactions, 1832, t. XVII, p. 168.

Hüttenbrenner, Zwei Fälle von malignem Lymphon Jahrbuch für Kinderheil…, 1871, p. 157.

Josias et Tollemer, Lymphome malin généralisé à début amygdalien (Prese médicale, déc. 1901).

Kisel, Three cases of Hodgkin' s disease in children of 4, 4 1/2 and 11 years Trudi Obsh. dictsk wrach Mosk, 1894, p. 142.

Kissel, Méd. Infantile, Paris, 1895, p. 179.

Labbé et Jacobson, Note sur un cas d'adénie (Archiv. méd. des enfants, 1899, p. 626).

Lawson, Lymphadénome du cou (The Lancet, 1880, vol. II, p. 616.

Le Dentu et Delbet, Traité de chirurgie, t. I.

Lesage et Pascal, Polyadénite tuberculeuse primitive du premier âge (Arch. gén. de médecine, 1893, t. I, p. 270).

Luzet, Art. lymphadénie in Manuel de médecine de Debove et Achard.

Louis, Lymphadénome rénal. Bulletin médical, 1889 (Société anatomique).

Nové-Josserand, Lymphosarcome du cou. Bulletin Soc. de chirurgie, Lyon, 1900, janv. février 1901, t. IV, 2e fascicule.

Owen, Traité pratique de chirurgie infantile, p. 97.

Palasne de Champeaux, Du lymphadénome (th. Paris, 1889-90, n° 114).

Pascal, Contribution à l'étude de la tuberculose du premier âge (th. Paris, 1892).

Périer, Lymphadénome des os (th. Paris, 1884).

Psalidas, Etude clinique et histologique sur le lymphadénome en général (th. Paris, 1889).

Rist et Bensaude, Lymphadénie à début abdominal (Bull.

Société anatomique, Paris, 1896, n° 1 et Bull. méd.
   1896).

Rochet, Deux cas de lymphadénome (Revue de chirurgie, 1899).

Roux et Lannois, Sur un cas d'adénie infectieuse (Revue maladie de l'enfance, 1890).

Rudler, De la lymphadénie, maladie infectieuse (th. Lyon,
   1895).

Ryan, Lymphosarcoma of the neck in an infant (Archiv. méd.
   des Enfants, 1899, p. 687).

Trousseau, Cliniques médicales, t III, 1882, p. 609.

Vialatte de Pémille, Contribution à l'étude clinique du lymphadénome des os (th. Montpellier, 1887-88).

Wright, Dublin, Jour. of. med. Sc., 1888, vol. LXXXV, p. 106.

TABLE DES MATIÈRES

Lyon. — Imp. A. REY, 4, rue Gentil. — 28540

www.ingramcontent.com/pod-product-compliance
Ingram Content Group UK Ltd.
Pitfield, Milton Keynes, MK11 3LW, UK
UKHW021445090726
13657UKWH00003B/1214